EXTRAIT DE DEUX RAPPORTS

SUR

L'ÉTABLISSEMENT HYDROTHÉRAPIQUE

DE LONGCHAMPS

A BORDEAUX.

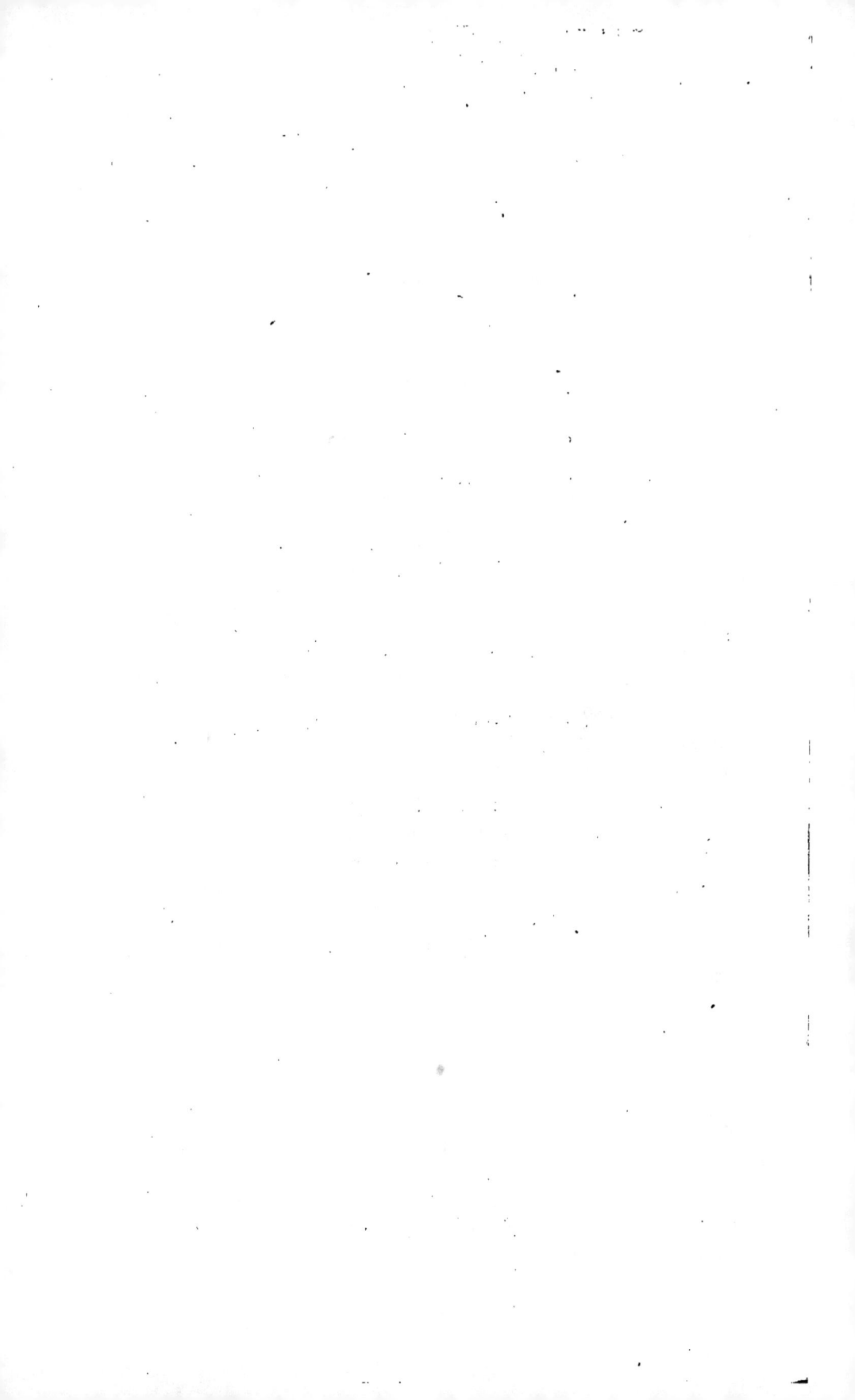

L'ÉTABLISSEMENT HYDROTHÉRAPIQUE

DE LONGCHAMPS

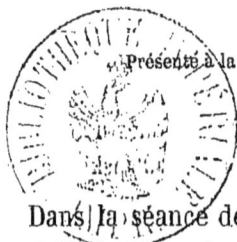

Présenté à la Société Impériale de Médecine de Bordeaux.

———

Dans la séance de la Société de Médecine de Bordeaux du 6 mai 1861, à la suite d'une conférence sur les observations recueillies à l'ÉTABLISSEMENT HYDROTHÉRAPIQUE DE LONGCHAMPS par le Dʳ Delmas, son directeur, une Commission composée de MM. les Dʳˢ Ch. Dubreuilh, Sarraméa et de Biermont, fut nommée pour visiter cet établissement.

M. le Dʳ de Biermont, organe de cette Commission, a rendu compte à la Société de Médecine, dans sa séance du 26 août dernier, de ce qu'elle a vu et particulièrement remarqué.

Nous reproduisons la plus grande partie de son rapport :

« On s'est servi, depuis Hippocrate, de l'eau sans en connaître le effets curatifs ; on avait bien entrevu quelques-unes de ses propriétés, mais on était loin de se douter de sa puissance dans la cure des maladies. C'est bien à Priessnitz que l'on doit d'avoir mis en lumière la valeur de l'hydriatrie ; c'est sur les hauteurs du Graefenberg, dans la Silésie autrichienne, que Priessnitz commençait à faire, en 1829, au moyen de l'eau, des cures merveilleuses. Ce hardi paysan avait, en effet, créé presque de toutes pièces cette puissante méthode thérapeutique. Ce n'est pas la première fois qu'en parcourant l'histoire de la médecine, on s'aperçoit que l'empirisme a mis le doigt sur de précieuses découvertes, qui, reprises et sanctifiées par la science, sont devenues, en médecine, d'un usage vulgaire. Quoi d'étonnant, après tout ? Tandis que le médecin que la science prépare à la prudence et au doute, a sans cesse devant les yeux le *primum non nocere*, l'empirique traverse les sentiers les plus périlleux avec l'aveuglement de l'ignorance. Quel est le médecin qui eût osé plonger son malade dans un bain à 10°, le corps mouillé de sueur ? Les divers procédés qui constituent la méthode hydrothérapique viennent heurter, en apparence du moins, nos préceptes en hygiène, et c'est pour cela même que l'emploi de l'eau froide devait être longtemps regardé comme une hérésie.

. . . .

» Pendant que les succès de Priessnitz retentissaient en Allemagne, il se forma dans ce pays un très grand nombre d'établissements : MM. les Drs Scoutetten et Schedel avaient déjà fait connaître en France les pratiques de Graefenberg. Bientôt après se fondèrent dans notre pays des établissements hydrothérapiques, et c'est à MM. Lubanski, Vidart, Andrieux, etc., etc., et en particulier à M. Fleury, directeur de l'établissement de Bellevue, qu'est due la propagation de ce puissant agent thérapeutique. Ce dernier observateur, par de nombreuses expériences physiologiques, par de patientes études pratiques, a pour ainsi dire codifié l'hydrothérapie, et l'a difinitivement introduite dans la science.

» Vous n'attendez pas de votre Commission, Messieurs, une appréciation approfondie de la valeur de la méthode ; elle n'a pas à vous présenter la seule preuve qui ait pour vous une autorité irréfutable, celle des faits ; elle n'a qu'à vous rendre compte de sa visite à l'établissement de LONGCHAMPS, dirigé, comme vous savez, par notre collègue le Docteur Delmas.

» Votre Commission, composée de MM. Sarraméa, Dubreuilh fils et de votre rapporteur, s'est rendue dans l'établissement de LONGCHAMPS. Elle a pu voir appliquer les divers procédés hydrothérapiques, les douches après sudations par une étuve sèche à 70°, l'immersion dans la piscine, les bains de siége à épingles, ceux à eaux courantes, etc. L'application de la douche est la plus commune ; elle entre même dans tout traitement hydriatrique. Votre Commission a pu constater ses effets physiologiques sur les malades qui ont été soumis à son examen ; ils sont évidents à tous les yeux : d'abord, réfrigération, pâleur des tissus, mouvement de concentration; en même temps survient un sentiment d'oppression légère dû à l'impression du froid. A cet effet primordial, aussitôt le robinet de la douche fermé, succède un sentiment de chaleur dans les téguments, qui sont le siége d'une rougeur vive. Le malade est alors recouvert de linges secs, et fortement frictionné ; puis il s'habille promptement et se rend au gymnase ou se livre à la marche : cet exercice musculaire est surtout utile pour donner au mouvement de réaction toute son ampleur.

Ces divers moyens sont très bien supportés par les malades, dont quelques-uns, sollicités de nous répondre, ont accusé un sentiment de satisfaction et de bien-être analogue à celui qu'on ressent par une froide journée d'hiver ; nous avons même vu un de nos confrères, qui s'est cru longtemps phthisique, guéri d'une hypertrophie congestive du foie, **Hypertrophie du foie.** se placer sous la douche avec bonheur. Il est, certes, des personnes qui, par suite d'une grande excitabilité nerveuse, ne peuvent que difficilement s'habituer au régime des douches ; elles y éprouvent une réaction violente qui n'est nullement en rapport avec l'effet attendu ; mais, grâce à la graduation mesurée de la température de l'eau, elles subissent la loi commune peu de temps après le début du traitement.

. . . .

» Les pratiques de l'hydrothérapie ont bouleversé les idées reçues en hygiène ; mais leur innocuité est depuis longtemps acquise à la science ; c'est un des points que votre Commission avait à cœur d'examiner et dont elle a pu se convaincre ; et s'il est encore des médecins qui tremblent pour l'usage de l'eau froide, c'est qu'ils n'ont pu s'assurer, *de visu,* DE SON EMPLOI INOFFENSIF.

. . . .
. . . .

» Votre Commission a voulu s'assurer par elle-même du degré de l'eau dans le vaste réservoir qui alimente les douches ; cette température, prise le 15 juillet, à trois heures du soir, était de 12° 5, pendant que le thermomètre de Crosti marquait, à l'ombre, 23°. Toutes les conditions d'aération ont été observées à Longchamps pour que le réservoir, largement alimenté par les sources du Taillant (1) et la fontaine de l'é-

---

(1) Les réservoirs peuvent donner, dans vingt-quatre heures, 2,000 hectolitres d'eau. Une chaudière ordinaire et une chaudière à vapeur fournissent l'eau chaude et la vapeur nécessaires aux douches et bains minéraux, aux douches écossaises ou aux douches alternatives, aux douches et

tablissement, soient indépendants de la température de l'atmosphère ambiante. C'est que la basse température de l'eau est considérée par les hydropathes comme d'une importance capitale.

. . . .

« Jusqu'à présent, Messieurs, votre Commission vous a exposé les observations que lui ont suggérées les procédés hydrothérapiques ; elle va actuellement pénétrer dans les détails d'organisation des appareils.

» L'établissement de M. Delmas occupe un vaste emplacement isolé des maisons voisines par quatre rues ; le Jardin des Plantes, qui est tout proche, offre aux malades une délicieuse promenade ; le jardin de l'établissement, qui ne ressemble au premier que par la richesse de sa végétation, présente à l'œil de gracieux méandres. Après l'avoir traversé, votre Commission pénètre dans la salle hydrothérapique.

» Cette partie importante de l'établissement contient 14 appareils :

» 1º Quatre bains de siége fournissant de l'eau chaude ou froide ; ces bains de siége peuvent être, suivant le cas, à eau dormante, en pluie ou à courant continu ; chacun est muni d'une douche vaginale ou périnéale et d'une douche ascendante ;

» 2º Quatre douches en jet mobiles, fournissant de l'eau chaude ou froide ;

» 3º Trois douches en pluie ; l'une oblique et les deux autres verticales, graduées pour leur force ;

» 4º Une douche en cloche ou en ondée, verticale ;

» 5º Une douche en colonne fixe de 35 millimètres de diamètre, d'une très grande force, ayant une pression de 12 mètres, dont 5 mètres à l'air libre ;

» 6º Une piscine ayant 1 mètre 40 centimètres de profondeur et contenant 80 hectolitres d'eau ;

» 7º Une douche en lame de 20 centimètres de largeur, annexée à la piscine ;

» 8º Une douche en cercle, de très grande puissance, soumise à la pression directe du grand réservoir d'eau froide.

---

bains de vapeur et bains russes, etc..., formant la deuxième et la troisième partie de l'établissement de LONGCHAMPS. Ajoutons encore qu'on installe l'ingénieux appareil de M. Mathieu (de la Drôme), L'HYDROFÈRE, à l'aide duquel on pourra administrer en bains *les eaux minérales naturelles avec deux ou trois litres de liquide.* P. D.

» Les sudations se pratiquent dans les cabines ; elles se font, le plus souvent, à l'aide du fauteuil et de la lampe à alcool. De là, on se rend à la douche, qui n'est jamais à distance que de 4 ou 5 mètres. Des fenêtres placées au fond des cabines permettent d'établir un courant d'air pendant la durée de la sudation.

» On peut s'étonner de trouver des douches chaudes dans la salle hydrothérapique ; ces robinets ont été établis pour ménager la susceptibilité des malades d'une grande délicatesse, et les faire arriver, par une transition insensible, au régime des douches froides.

» Les besoins du service rendent nécessaire l'édification d'une nouvelle salle hydrothérapique ; les dames auront ainsi une salle spéciale, et M. Delmas, qui tient à réunir un grand nombre de documents pratiques, se propose d'augmenter le service des malades indigents. (1)

» Votre Commission a ensuite visité l'établissement qui comprend les bains de vapeur, bains par encaissement pour administrer les vapeurs **Bains de vapeur** humides ou sèches, chargées ou non des principes médicamenteux (vapeurs d'iode, d'arsenic, de thérébentine, d'huile de cade, etc., etc.) ; (2) **Thérébentiné.** enfin, elle a terminé sa pérégrination par sa visite aux bains ordinaires, bains d'eaux minérales, douches minérales.

» Pour compléter la description, il est bon d'ajouter qu'il existe une maison de santé propre à recevoir les pensionnaires. La table est servie avec abondance, le vin n'y est point proscrit ; car notre collègue est convaincu que, d'une manière générale, un régime tonique et réparateur doit favoriser la guérison. (3)

. . . .

---

(1) La nouvelle salle pour les dames, aussi complète que celle des hommes, a été ouverte en 1863.

(2) Les sudations simples ou composées, suivies d'une douche tiède ou froide, sont les moyens les plus puissants pour rétablir ou activer les fonctions de la peau ; c'est une ressource précieuse dans les affections rhumatismales, goutteuses, syphilitiques, et les maladies de la peau, qui l'emporte de beaucoup sur les agents sudorifiques de la matière médicale employés en pareil cas.

(3) Les saisons froides, si avantageuses pour l'emploi de l'hydrothérapie, peuvent être préférées d'autant plus facilement par les malades, que toute une installation de chauffage maintient la portion de l'établissement destinée aux douches à une température de 16 à 18°.

» La tâche que votre Commission s'est imposée, Messieurs, serait incomplète si elle ne vous présentait, en terminant, quelques considérations sur la valeur thérapeutique de la méthode hydriatrique.

» Au milieu de la richesse apparente de la matière médicale, le praticien est parfois indécis pour fixer son choix, et c'est aux remèdes qui ont une action déterminée sur l'homme en santé que le praticien donnera la préférence. C'est donc un grand mérite pour un agent thérapeutique de pouvoir montrer son impression sur l'organisme en santé avant de manifester son action curative sur la maladie. Ce mérite, l'hydrothérapie le possède au plus haut degré.

» La puissance de cette action physiologique ne se mesure pas seulement à l'intensité des effets produits, elle se mesure aussi à l'étendue de l'enveloppe tégumentaire sur laquelle agit l'eau froide. La peau partage, en effet, avec l'intestin, la faculté d'offrir aux divers agents de la thérapie les surfaces d'action les plus étendues. Bien qu'il ne soit pas d'une saine doctrine d'appliquer la géométrie à l'art de guérir, il serait néanmoins illogique de ne pas tenir compte de cet élément pour apprécier la puissance d'un moyen curatif.

. . . .

Névroses. Névralgies. Fièvres intermittentes.

» Avant que notre collègue le Dr Delmas nous ait parlé d'hydrothérapie, votre Commission connaissait les travaux de M. Fleury sur les névroses, les névralgies, et en particulier sur la fièvre intermittente. Aujourd'hui, ce n'est plus au loin que nous devons chercher des exemples de guérison, ni dans les livres des observations ; c'est par nous-mêmes qu'il nous est loisible de contrôler les faits. Votre Commission a vu, à l'établissement de Longchamps, un malade d'une trentaine d'années,

Névralgie trifaciale.

endurant depuis six mois les douleurs d'une névralgie trifaciale, malgré les traitements les plus variés. Sous l'influence des douches en jet, associées à la sudation, il touchait au terme de sa guérison. Un second ma-

Myélite.

lade atteint d'une myélite chronique, présentant une colonne vertébrale labourée par six cautères, trouvait une amélioration sensible ; il sentait une plus grande force dans le système musculaire, la déambulation s'accomplissait plus aisément. Votre Commission ne prétend pas porter un jugement ; elle ne vous rapporte que des ouï-dire de malades, qui sont, il est vrai, très favorables à la méthode.

Névralgies rebelles. Rhumatismes. Névrose.

» C'est surtout dans les névralgies rebelles et les affections rhumatismales que l'hydrothérapie exerce avec le plus d'efficacité son action ; c'est dans les névroses, si fatigantes pour le médecin et si douloureuses pour le malade, que le traitement hydrique trouve une heureuse application.

. . . .

» Les transitions de température qui se produisent à la surface de la peau par suite des effets de l'eau froide sont susceptibles de rappeler la chaleur dans une partie qui l'a perdue depuis longtemps. Notre collègue M. Delmas nous signale quelques-uns des malades qu'il a traités, pouvant abandonner, après l'administration de quelques douches, leurs vêtements de flanelle.

» Dans les fièvres paludéennes, le traitement hydrique réussit très-bien ; l'hydrothérapie triomphe, en un mot, dans les affections sans lésion de tissus, *sine materiâ*. Ce serait, croyons-nous, compromettre la méthode que de l'appliquer comme moyen curatif à la phthisie, à la myélite chronique ; à titre de palliatif, elle pourait rendre des services. Mais, en voulant embrasser dans sa sphère d'action le plus grand nombre des maladies qui paient un tribut à l'anatomie pathologique, ce serait demander à la nature médicatrice l'échange d'un tissu désorganisé contre un tissu sain. Or, on peut dire que pareil échange n'a lieu que bien rarement (1).

Fièvres paludéennes.

» Du reste, notre but, Messieurs, dans ces lignes, n'est pas de dénigrer l'hydrothérapie ; c'est, au contraire, de la défendre contre l'enthousiasme de ses maladroits amis, qui voudraient en faire une panacée. Il est préférable qu'elle fasse plus lentement son chemin dans l'esprit des médecins, et qu'elle ne prenne pas de suite le haut rang qui convient à cette méthode thérapeutique. Sa puissance est assez grande et peut se dispenser d'exagérations. Cette méthode est, dans un assez grand nombre de cas, d'un secours immense pour le praticien qui aura épuisé auprès de son malade les ressources ordinaires de la médecine.

» Votre Commission, Messieurs, n'a que des éloges à adresser à M. Delmas pour l'installation des appareils hydrothérapiques qu'il a réunis à Longchamps ; il serait difficile d'y trouver une lacune. Elle le loue aussi de la prudence et de l'attention qu'il met au service de ses malades. Quant à vous parler de son esprit observateur, sa modestie s'y

---

(1) Certaines affections s'accompagnant de lésions organiques simples, et parmi elles, la classe si nombreuse des congestions sanguines chroniques sont souvent heureusement traitées par la méthode hydrothérapique. P. D.

opposerait ; mais vous avez encore présent à la pensée le volumineux travail qu'il a lu devant vous, et renfermant les observations recueillies depuis la fondation de son établissement, travail consciencieux qui témoigne de son aptitude et de sa loyauté : il a tenu à publier tous les insuccès de la méthode. Bel exemple trop peu suivi !

» Votre Commission ne forme plus qu'un vœu c'est que M. Delmas continue à réunir les précieux matériaux que lui fournissent ses nombreux malades, et qu'il puisse, par l'étude des indications et des contre indications, tracer nettement la sphère d'action de l'hydrothérapie.

» Votre Commission vous propose, Messieurs, de voter des remercîments à M. Delmas pour avoir doté notre ville d'un établissement hydrothérapique.

(Extrait de l'*Union médicale de la Gironde*, nov, 1861.)

CONGRÈS SCIENTIFIQUE DE FRANCE

—

VINGT-HUITIÈME SESSION, TENUE A BORDEAUX EN SEPTEMBRE 1861.

Les membres du Congrès scientifique de France, convoqués pour la vingt-huitième session, se sont réunis à Bordeaux en 1861, et le 16 septembre a eu lieu l'ouverture du Congrès. Les travaux étaient répartis en six sections. Monseigneur le Cardinal Donnet a accepté la présidence générale qui lui a été déférée.

Extrait des Procès-Verbaux de la 3me Section

(Sciences médicales).

—

Séance du 26 Septembre 1861.

M. le docteur Herpin, de Metz, donne lecture d'un rapport sur quelques établissements publics et particuliers destinés à l'instruction médicale et au service des malades.

La commission, composée de MM. les docteurs Herpin (de Metz), Roux (de Marseille), Riboli (de Turin), et Labat (de Bordeaux), était chargée de rendre compte au Congrès des résultats et des observations auxquels cette visite pourrait donner lieu.

Voici en quels termes s'exprime l'impartial rapporteur :

« Nous avons la satisfaction de vous dire tout d'abord, qu'en général, les établissements consacrés au soulagement de l'humanité souffrante dans la ville de Bordeaux sont remarquables par leur propreté, leur bonne tenue et les bons soins dont les malades sont entourés.

. . . .

» Au nombre des établissements particuliers qui ont attiré le plus vivement l'attention de notre Commission, nous vous signalerons encore l'établissement hydrothérapique de Longchamps, fondé et dirigé par notre honorable confrère, le docteur Delmas.

» Cet établissement est parfaitement situé au point de vue hygiénique et réunit, tout à la fois, par sa position exceptionnelle, en face du beau Jardin-des-Plantes de Bordeaux, et à quelques minutes seulement du centre de la ville, deux conditions essentielles : 1º procurer aux malades tous les avantages de la campagne ; 2º leur permettre de jouir des plaisirs et des distractions qu'offre toujours une grande ville.

» Mettant à profit un voyage scientifique entrepris dans le but d'acquérir des connaissances spéciales sur la question, notre confrère nous a montré plusieurs appareils nouveaux empruntés aux établissements anglais et allemands.

» De plus, comprenant très bien qu'il ne suffit pas d'avoir de l'eau froide pour faire de l'hydrothérapie, y a-t-il joint des salles spéciales destinées à l'administration *des douches et des bains minéraux, des bains de vapeur simple, des bains russes, des bains térébenthinés, goudronnés, iodés,* etc. ; *des douches de vapeur simples ou composées et des fumigations sèches ou humides.*

» N'oublions pas encore de signaler les *douches écossaises,* l'*hydroferc* de M. Mathieu (de la Drôme), pour l'emploi, sous forme de bain, des eaux minérales naturelles, telles que Barèges, Luchon, Eaux-Bonnes, Vichy, Plombières, etc., avec *2 à 5 litres de liquide,* et les appareils spéciaux pour les douches ascendantes ; les bains de siéges et une *très belle pis-*

cine, une douche *en cercle* et un jeu de dix-huit douches de divers cali-
bres, en *pluie*, en *jet*, en *lame*, en *cloche*, en *colonne*, etc., destinées à
l'administration de l'HYDROTHÉRAPIE proprement dite. (1)

» Une chaudière à vapeur et un bouilleur pour l'eau chaude desservent
les diverses parties de l'établissement.

» Mais le point le plus important, c'était d'avoir de l'eau assez froide et
en assez grande quantité. Sous ce rapport, il est très peu d'établissements de ce genre aussi abondamment fourni.

» Longchamps reçoit 2,000 hectolitres d'eau par 24 heures, qui constituent une consommation possible de près de 800,000 hectolitres par année. — Ajoutons encore qu'il a le bonheur, très apprécié à Bordeaux où
l'on ne trouve d'eau potable presque nulle part, de posséder une fontaine
d'eau courante sortant du rocher. C'est là que les malades viennent se
désaltérer ou boire l'eau qui leur a été prescrite.

» L'établissement destiné aux pensionnaires est très heureusement
disposé, de manière à ce que les malades soient réunis par petites colo-
nies composées de 5 à 6 personnes. A part 5 chambres au rez-de-chaus-
sée et destinées aux malades qui sont dans l'impossibilité de se mouvoir,
toutes les autres sont au premier et offrent de bonnes conditions hygiéniques.

» La position exceptionnelle de Longchamps, dans le plus grand centre du midi de la France, l'obligeant à rester ouvert toute l'année, il est
muni d'un système de chauffage complet, qui permet de maintenir dans
toutes les salles affectées aux opérations balnéaires, et par les temps les
plus rigoureux, une température moyenne de 18° centigrades. Aussi
peut-on dire qu'à ces conditions l'hydrothérapie est aussi facile à suppor-
ter dans les saisons froides qu'au plus fort de l'été.

» Enfin, Messieurs, un grand gymnase, construit d'après le système
Amoros et muni des appareils Pichery, complète ce bel établissement. »

A la suite de ces deux rapports aussi précieux pour le pu-
blic que pour la science, nous n'ajouterons que quelques considérations.

S'il est un motif qui éloigne de l'hydrothérapie rationnelle,
c'est la crainte de l'impression trop vive produite par le froid;

---

(1) Deux salles munies d'appareils complets sont disposées : l'une pour
les hommes, et l'autre pour les dames.

mais pour habituer les malades à la douche froide, on commence toujours par employer de l'eau chaude qu'on refroidit peu à peu, selon le degré de sensibilité du sujet, et, dès qu'ils arrivent à l'eau froide, ils déclarent qu'ils la préfèrent de beaucoup à la douche chaude ou tiède ; c'est un témoignage désintéressé donné par tous ceux qui ont suivi un véritable traitement hydrothérapique.

Aussi, depuis quelques années, on a vu se fonder un certain nombre d'établissements. Bien plus, quelques stations maritimes offrent aux baigneurs une installation plus ou moins complète. Enfin, certaines eaux minérales s'administrent maintenant en douches, afin de satisfaire au goût des malades pour les prodédés hydrothérapiques.

Or, nous pouvons le déclarer avec une conviction basée sur l'expérience, l'hydrothérapie marine, l'hydrothérapie thermale, manquent de l'un des éléments essentiels au traitement : la température basse de l'eau, seule capable d'exciter une réaction convenable.

Faire de l'hydrothérapie dans ces conditions, c'est compromettre un agent thérapeutique puissant et le réduire à l'inaction.

Nous en appelons au témoignage de tous nos confrères, et principalement de ceux qui nous ont fait l'honneur de nous adresser des malades (1).

---

(1) Ce sont, par ordre alphabétique, Messieurs les Docteurs :

Bonnefin, de Bordeaux.	Blain des Cornnier, de Paris.
Bensse, —	Briquet, —
Bermond, —	Bonnefoi, à Castex (Gironde).
Bitot, —	Ballias, à La Réole —
De Biermont, —	Bernadet, à Barsac —
Boursier, —	Basque, à Blaye —
Bourges, —	Bessette, à Angoulême (Charente).
Buisson, —	Bertrand, à Cognac —
Burguet, —	Briançon, à Fumel (Lot-et-Garonne).

L'hydrothérapie, loin de constituer un système exclusif ayant la prétention de se substituer à la thérapeutique habituelle, n'est qu'une arme de plus pour combattre la maladie; arme puissante et qui, pour cette raison, ne doit être confiée qu'à des mains exercées.

Aussi voit-on échouer le plus souvent ces traitements par à peu près, ces pratiques incomplètes, cette hydrothérapie do-

---

Belloc, à Agen (Lot-et-Garonne).

Bardy Delisle, à Périgueux (Dord^{gne}).

Blot, à Tours (Indre-et-Loire).

Bonneville, à Mazamet (Tarn).

Blaveaux, à Castres   —

Bellemanière, à Carcassonne (Aude).

Briau, à Saintes (Charente-Infér^{re}).

Blanc, à Orthez (Basses-Pyrénées).

Buisson, professeur à Montpellier.

Cazenave, à Bordeaux.

Chabrely, à La Bastide (Gironde).

Caisso, à Clermont-l'Hérault.

Cazeaux, à Langoiran (Gironde).

Carles, à Lormont   —

Cazenave, médecin à bord des paquebots transatlantiques lig. du Brésil.

Couture, à Condom (Gers).

Dénucé, à Bordeaux.

J. Dupuy,   —

Duchenne (de Boulogne), à Paris.

Devals, à Sainte-Foy (Gironde).

Drillon, à Castelnau   —

Dubertrand, à Bègles   —

Dubarry, à Condom (Gers).

Deltel, à Cordes (Tarn).

Diculafoy, à Toulouse (H^{te}-Garonne).

Estevenet,   —   —

Fleurnoy, à Bordeaux.

Fontainemarie, à Podensac (Gir^{de}).

Gintrac, Directeur de l'école de Médecine de Bordeaux.

H. Gintrac, à Bordeaux.

Guépin,   —

Gagnar, à Castillon (Gironde).

Gachet, à Margaux·   —

Gadrat, à Barbezieux (Charente).

Gigon, à Angoulême   —

Gay, à Cognac   —

Gillard, à Toulouse (Haute-Garonne).

Gaussail,   —   —

Gilet, à Moissac (Tarn-et-Garonne).

Gendron, à Chinon (Indre-et-Loire).

Gendrin, à Paris.

Gosselin,   —

Hirigoyen, à Bordeaux.

Ichon, à Libourne (Gironde).

Labadie de Lalande, à Bordeaux.

Labatut   —

Labat,   —

Lachaze,   —

Le Barillier,   —

Levieux,   —

Lalanne, à la Teste (Gironde).

Larauza, à Salles   —

L'Herminier, à la Guadeloupe.

Lasserre, à Montauban (Tarn-et-G^{ne}).

Labarthe Vaquier, à Cazaubon (Gers).

Mabit, à Bordeaux.

mestique employée sans discernement et qui mérite tout au plus le nom de soins hygiéniques.

Il en est tout autrement dans les établissements spéciaux, où le traitement de chaque jour est subordonné à l'indication du moment, où les nombreux modes d'administration sont déterminés par l'état particulier de chaque malade. C'est là seulement que s'observent ces guérisons auxquelles peut à peine croire le médecin qui n'en a pas été témoin.

Une recommandation en hydrothérapie, c'est que le traite-

Moussous, à Bordeaux.	Reymonencq, à Bordeaux.
Martin, —	Rey, —
Marmisse, —	Rozier, —
Marx, —	Rencontre, à Podensac (Gironde).
Maqué, à Angoulême (Charente).	Regnier, à Blaye —
Montalembert, —	Raffaillac, à Margaux —
Mathieu, à Ribérac (Dordogne).	Rousset, à Caudéran. —
Molinié, à Toulouse (Haute-Garonne)	A. de Roux, à Villeneuve (L.-et-G^{ne}).
Menon, à Tonneins (Lot-et-Garonne)	Recour, — —
May, à Lougratte —	Rozier, à Rodez (Aveyron).
Naudin, à Toulouse (Haute-Garonne)	Rioubland, à Barbezieux (Charente).
Oré, à Bordeaux.	Sainte-Marie, à Bordeaux.
Orliac, à Agen (Lot-et-Garonne).	Saraméa, —
Puydebat, à Bordeaux.	Soulé, —
Philippe, —	Sous, —
Perry, —	Sicard, à Castres (Tarn).
Perrin, —	Sirac, à Montauban (Tarn-et-Gar^{ne}).
Piotay, à Mussidan (Dordogne).	Simon, à Riberac (Dordogne).
Peyrat, à Mazères (Ariège).	Venot fils, à Bordeaux.
Pelisson, à Cognac (Charente).	Vovard, —
Queyla, à Bergerac (Dordogne).	de Vermond, à Barbezieux (Charente)
Pieglowski, à Castres (Tarn).	Verdo, à Marmande (Lot-et-Garonne)

Parmi les médecins consultants de Paris, dont les malades nous ont remis des lettres ou des consultations, nous citerons Messieurs les professeurs et agrégés Andral, Bouillaud, Broca, Cruveilhier, Grisolle, Hardy, Michou, Monneret, Nelaton, Piorry, Richard, Trousseau, Tardieu, Voillemier.

ment ne soit pas suspendu trop tôt, parce que de règle générale, dans toutes les maladies chroniques, il faut opposer des
remèdes à action prolongée; et, si l'hydrothérapie laisse des
guérisons incomplètes, c'est presque toujours par la faute des
malades, qui ont fixé d'avance la durée du temps qu'ils accor-
dent à leur santé.

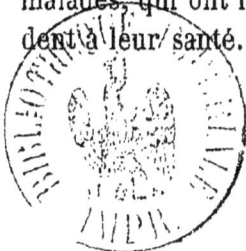

Dr P. DELMAS,

Médecin de l'Etablissement Hydrothérapique
de Longchamps, à Bordeaux.

1er Juillet 1864.

Bordeaux. — Typ. Vᵉ Justin Dupuy et Comp., rue Gouvion, 20.

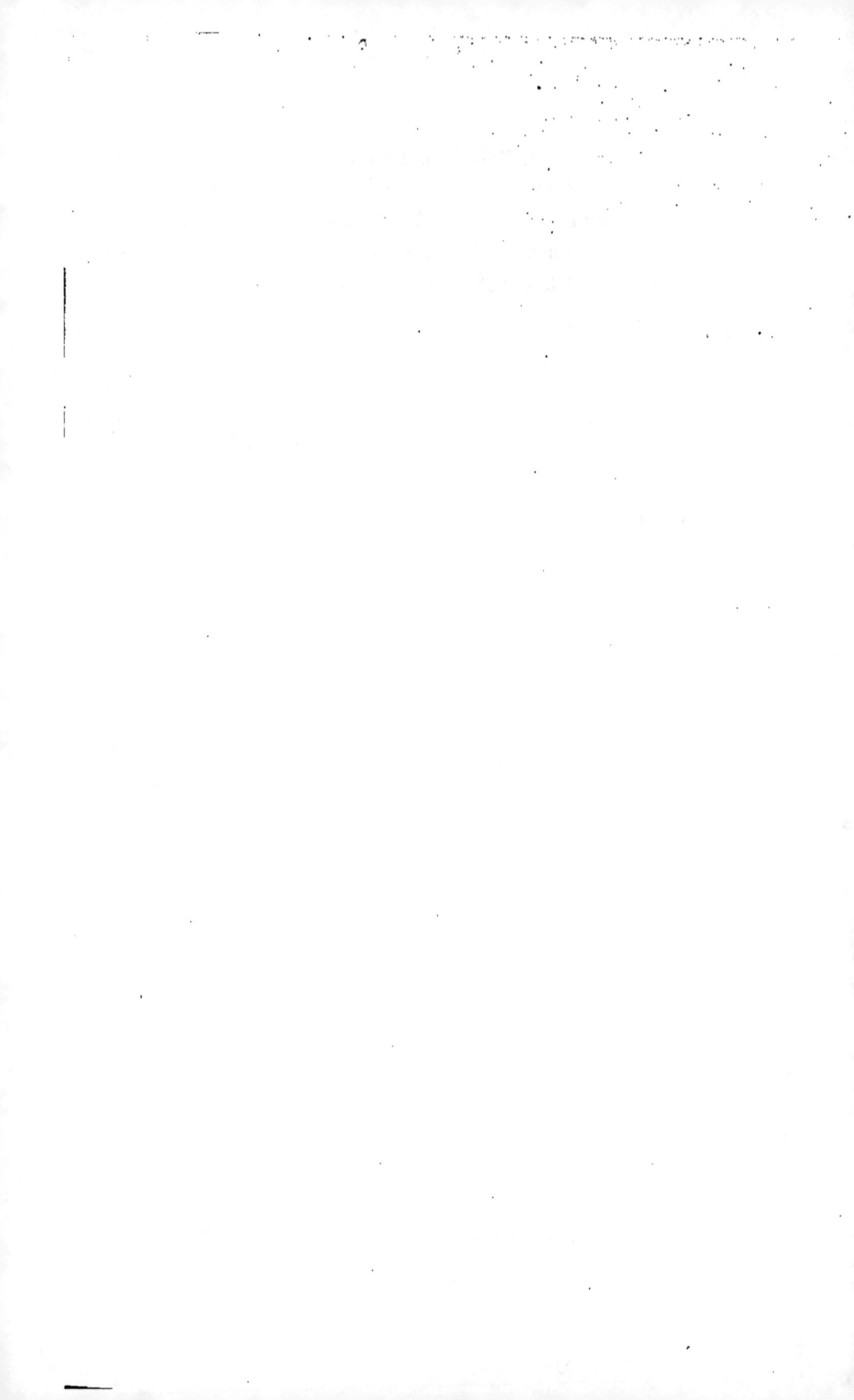

www.ingramcontent.com/pod-product-compliance
Lightning Source LLC
Chambersburg PA
CBHW050404210326
41520CB00020B/6448